INFLUENCE

QUE

LES SCIENCES EXACTES

ONT EXERCÉE SUR

L'ART DE GUÉRIR ET DE CONSERVER LA SANTÉ.

INFLUENCE

QUE

LES SCIENCES EXACTES

ONT EXERCÉE SUR

L'ART DE GUÉRIR ET DE CONSERVER LA SANTÉ

CONFÉRENCE

FAITE

Par M. le Docteur Jules ROCHARD,

MEMBRE DE L'ACADÉMIE DE MÉDECINE

A la séance annuelle de la *Société de Secours des Amis des Sciences*,
le 27 mars 1890.

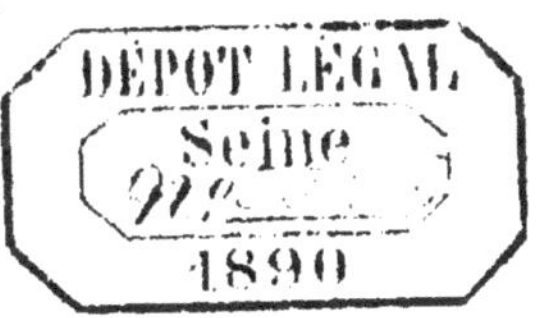

PARIS,

GAUTHIER-VILLARS ET FILS, IMPRIMEURS-LIBRAIRES

DES COMPTES RENDUS DE L'ACADÉMIE DES SCIENCES,

Quai des Grands-Augustins, 55.

1890

INFLUENCE

QUE

LES SCIENCES EXACTES

ONT EXERCÉE SUR

L'ART DE GUÉRIR ET DE CONSERVER LA SANTÉ,

Par M. le Docteur Jules ROCHARD,

Membre de l'Académie de Médecine.

MESDAMES,

MESSIEURS,

Le sujet que je vais traiter est beaucoup trop vaste pour que je songe à l'épuiser dans une conférence d'une heure; aussi me bornerai-je à en aborder les points principaux et ne leur donnerai-je que les développements indispensables pour faire ressortir l'idée fondamentale que je veux exposer tout d'abord.

La Médecine et l'Hygiène remontent aux premiers âges de l'humanité; mais elles n'ont pris un caractère de précision et de certitude que depuis l'époque où les découvertes faites en Physique, en Chimie et en Histoire naturelle leur ont donné les bases positives sur lesquelles elles devaient se fonder. C'est pour cela que leurs progrès ont été si lents. Les Sciences, en effet, sont comme certains arbres. Elles grandissent lentement et ne portent que des fruits tardifs. Il ne suffit pas que des hommes de génie leur donnent de temps en temps une de ces impulsions qui font époque dans l'histoire de l'humanité, il faut que le temps passe sur leurs découvertes, les développe et les utilise. Cette œuvre de maturation exige de longues années. Le travail obscur qui s'accomplit dans les laboratoires est parfois aidé par un heureux hasard qui montre une voie nouvelle, par un procédé auquel personne n'avait songé. Enfin les Arts qui touchent aux Sciences ont aussi leur part dans les progrès qu'elles réalisent.

M. Janssen, dans une de ces brillantes conférences dont il a le secret, nous a fait comprendre, au Congrès de Toulouse, toute l'étendue des services que l'art de l'opticien et la Photographie ont rendus à l'Astronomie. Je montrerai plus tard que le perfectionnement du microscope a eu la plus grande part aux progrès considérables que les Sciences médicales ont faits de nos jours. Je ne veux, pour le moment, établir qu'un seul fait, c'est que les modestes travailleurs qui confectionnent les instruments à l'aide desquels nous pénétrons dans le monde des infiniment grands et dans le monde des infiniment petits, ont leur part dans le progrès scientifique, de même que les ouvriers inconnus qui ont sculpté les dentelles de pierre de nos cathédrales gothiques participent à la gloire des architectes qui en ont dressé les plans.

I.

La lenteur avec laquelle les Sciences ont progressé, le temps qu'il leur a fallu pour produire des résultats pratiques en ce qui concerne l'art de guérir et de conserver la santé, l'histoire les atteste avec évidence.

La civilisation grecque est celle qui a montré, avec le plus d'éclat, la puissance de l'esprit humain. Sa littérature, servie par la langue la plus harmonieuse qui ait retenti à l'oreille des hommes, a produit des chefs-d'œuvre qui n'ont pas été égalés. Les poèmes d'Homère, les tragédies de Sophocle, d'Eschyle, d'Euripide, sont d'admirables modèles que les générations successives se lèguent depuis trois mille ans. L'Architecture et la Sculpture du temps de Périclès n'ont pas encore trouvé de rivales. La Médecine et l'Hygiène sont loin de s'être élevées au même niveau. L'œuvre d'Hippocrate en est la preuve. Elle donne la mesure de ce que l'intelligence humaine peut produire de plus complet, lorsqu'elle est livrée à ses propres ressources. Tout ce que l'observation sagace et persévérante des faits apparents peut lui révéler, se trouve dans les livres du père de la Médecine; mais il n'a pas pu s'élever au-dessus de cette conception primitive, parce qu'il était privé des notions et des moyens d'investigation indispensables à toute étude ayant l'homme pour objet. Il ne connaissait ni la structure, ni les fonctions, ni les altérations des organes, et tous ses écrits s'en ressentent. A côté d'observations d'une vérité, d'une pénétration surprenantes, on trouve à chaque pas des explications, des raisonnements qu'on ne sait comment qualifier, tant ils semblent absurdes aux médecins de notre époque.

L'œuvre d'Hippocrate, enrichie par Aristote et par Galien de quelques notions bien superficielles d'Anatomie et de Physiologie, nous est arrivée à travers les ténèbres du moyen âge, transfigurée et faussée par l'Astrologie, par les superstitions des temps qui nous l'ont transmise. Il suffit de voir ce qu'était la Médecine au XVIIe siècle pour en prendre une idée.

La découverte de la circulation du sang a été le premier pas fait hors de cette ornière, et la première application des Sciences exactes à l'interprétation des phénomènes de la vie. En prouvant que le cœur, lorsqu'il projette le sang dans le double cercle circulatoire qui en part et qui y aboutit, agit à la façon d'un appareil hydraulique, Harvey a été le véritable précurseur de la

Physiologie positive. Son Ouvrage ([1]) écrit dans le beau latin qu'on parlait encore au XVIIe siècle, n'est pas seulement remarquable par son élégance, sa clarté, par l'évidence des démonstrations; mais il consacre un progrès d'une bien autre importance. C'est la première application de la méthode baconienne à l'étude des phénomènes de la vie, c'est la rupture définitive avec la tyrannie de l'autorité, c'est le triomphe de l'expérience.

Les esprits de cette époque étaient si peu ouverts aux vérités de cette nature que la découverte d'Harvey ne rencontra que des incrédules et souleva contre lui une tempête qui mit vingt-cinq ans à s'apaiser. Si de nos jours une semblable découverte s'offrait à l'admiration des hommes, elle serait accueillie par un cri d'enthousiasme retentissant d'un bout du monde à l'autre.

A l'encontre des médecins de son temps, Harvey était entré dans le courant d'idées qui entraînait les grands esprits du XVIIe siècle. Il était contemporain de Kepler et de Galilée, il avait étudié la Médecine en France, en Allemagne et en Italie, il était médecin du roi d'Angleterre, et avait cinquante-deux ans en 1628, quand il publia son immortel Ouvrage. Il n'était évidemment pas resté étranger aux progrès que les Sciences physiques venaient de faire, qui commençaient à remuer le monde et qui ne tardèrent pas, comme je vais le montrer, à réagir sur la Physiologie.

A la fin du siècle, c'est un élève de Galilée, Borelli, qui entreprit d'appliquer les Mathématiques à l'étude des forces motrices chez les animaux. Il calcula la force déployée par les muscles dans leurs contractions, prouva que les os étaient d'admirables leviers et fonda ainsi la Mécanique animale, nouvelle application des

([1]) Harvey, *Exercitatio anatomica de motu cordis et sanguinis*; Francfort, 1628.

Sciences physiques à l'interprétation des actes de l'organisme [1].

Cette heureuse tentative fut le point de départ d'essais analogues. Une école se fonda qui émit la prétention de subordonner tous les phénomènes de la vie aux lois de la Mécanique. L'école *iatro-mathématique* venait avant son heure; elle a pourtant laissé des souvenirs durables et des faits que le temps n'a fait que confirmer.

Il n'en est pas de même d'une autre doctrine, qui avait précédé celle-là de quelques années, dont Paracelse avait jeté les bases au XVIe siècle, à laquelle Van Helmont avait prêté plus tard l'appui de son talent et qui prit une forme plus accusée entre les mains de François de Le Boë, plus connu sous le nom de Silvius : c'est l'*iatro-Chimie*.

Avant de naître à la vie scientifique, la Chimie, comme on le voit, aspirait déjà à dominer la Physiologie. Les fonctions, pour cette école, n'étaient plus que le jeu des fermentations, des effervescences, des distillations qui s'opéraient au sein des liquides dans lesquels s'accomplissaient tous les phénomènes, tandis que les solides se bornaient à les contenir et à remplir à leur égard le rôle de vases inertes. On comprend que de pareilles rêveries aient dégoûté les médecins d'entrer dans une pareille voie. Aussi se jetèrent-ils dans les bras de l'Ontologie avec les doctrines vitalistes. Au commencement du siècle, elles étaient représentées à Montpellier par l'école de Barthez et à Paris par celle de Bichat, de ce puissant génie qui n'a pu donner à la Science de l'homme les bases solides qu'il rêvait pour elle, parce que les connaissances précises lui manquaient, parce que les Sciences exactes n'avaient pas

(1) Borelli, *De motu animalium*; Rome, 1680-81 et la Haye, 1743.

2

encore fait leur œuvre. L'Histologie n'était pas née et Bichat fut conduit à l'inventer en imaginant des systèmes organiques qui n'existaient pas, pour expliquer des fonctions dont on s'est rendu compte plus tard, grâce aux progrès de la Physique. La Chimie organique n'était pas née et il a été obligé de se payer de mots pour expliquer les phénomènes de la nutrition et de la chaleur animale.

Cependant, en 1800, lorsque parurent ses recherches sur la vie et la mort et son Traité des membranes, précurseur de l'Anatomie générale, la Chimie était en train de prendre une revanche éclatante. Lavoisier avait déjà publié les Mémoires qui ont immortalisé son nom, qui ont scellé l'union désormais indissoluble de la Physiologie avec la Chimie qu'il venait de fonder. Sa théorie de la respiration est un vrai trait de génie et le point de départ d'une Science nouvelle. Elle renferme sans doute des erreurs de détail; mais le fait fondamental, celui d'avoir démontré que l'acte respiratoire est une combustion et que la chaleur animale en est le produit, ce fait à lui seul est immense.

Fourcroy, dans ses cours, vulgarisa ces grandes idées et montra que la Chimie réclamait également sa part dans l'interprétation d'autres fonctions organiques; qu'elle peut expliquer les transformations que subissent les aliments dans la digestion, le changement que subit le sang dans le torrent circulatoire et qu'elle permet de se rendre compte d'actes plus intimes, tels que ceux qui constituent la nutrition.

Une fois entrée dans cette voie, la Science ne s'est plus arrêtée. Toutes les fonctions ont été successivement soumises à ce mode d'étude et enfin l'heure de la généralisation est venue. Elle est contemporaine de notre époque, et pour ne citer que les morts, elle rappelle les noms de Berzélius, de Liébig et de J.-B. Dumas. Berzélius, par ses travaux sur la composition des liquides animaux et par son Traité de Chimie animale, Liébig par ses Lettres sur la Chimie, J.-B. Dumas, enfin, par son admirable exposé de la Statique chimique des êtres vivants, ont édifié une Physiologie nouvelle qui n'a plus qu'une lointaine analogie avec celle qu'on nous enseignait il y a cinquante ans.

Je ne placerai pas ces trois noms sur la même ligne. La première place revient incontestablement à Dumas, à son splendide enseignement, à cette puissance de démonstration que nul autre professeur n'égala. Je me souviens encore de ses leçons dans le grand amphithéâtre de l'École de Médecine devenu trop étroit pour son auditoire, du silence religieux avec lequel nous l'écoutions et des applaudissements frénétiques qui faisaient vibrer la vieille salle lorsqu'à la fin d'une de ses brillantes leçons, il terminait par quelques-uns de ces aperçus lumineux, éclatants de vérité, qui enthousiasmaient l'auditoire. Nous sortions de là vibrants de cette ardeur scientifique qui est si saine pour le cœur et si féconde pour l'esprit.

Depuis cette époque, tous les chimistes contemporains ont apporté leur tribut de faits à la Science de la vie; tous ont continué l'évolution commencée par Lavoisier, et aujourd'hui la Chimie tient une telle place dans les Traités de Physiologie, qu'il faut la connaître à fond pour pouvoir les comprendre et qu'il faut être un de ses adeptes pour pouvoir l'enseigner.

II

La Physique n'était pas demeurée en arrière. Au siècle dernier, les travaux de Coulomb et de Volta avaient jeté sur les phénomènes électriques un jour tout nouveau. La découverte de Galvani avait ranimé l'espérance de ceux qui croyaient à l'intervention des lois de la Physique et de la Chimie dans les fonctions de l'organisme. Elle avait mis aux mains du physiologiste un moyen précieux pour interroger la sensibilité des tissus et exciter le mouvement dans les organes qui en sont susceptibles. La Physiologie expérimentale allait bientôt en profiter.

Cependant, la Science de l'homme ne pouvait pas faire de grands progrès, tant qu'on ne connaissait pas la structure intime des tissus et par conséquent celle des organes. En France comme en Angleterre, on raisonnait sur des apparences, on s'efforçait de poser, *a priori*, les lois générales de l'organisation, sans pouvoir en sonder le mystère. On était arrivé aux confins du monde visible, il fallait le moyen de soulever le voile devant lequel s'arrêtait le regard.

Ce moyen, la Science le possédait depuis deux siècles; mais elle l'avait jusqu'alors dédaigné. Bichat n'avait pas voulu se servir du microscope. On voit tout ce qu'on veut, avait-il dit, lorsqu'on regarde dans les ténèbres. Il oubliait que c'était à travers ces ténèbres que le mouvement du sang dans les capillaires était apparu, cent quarante ans auparavant, aux yeux émerveillés de Malpighi et que le microscope avait donné à l'immortelle découverte d'Harvey la dernière sanction qui lui manquât. Il avait oublié tout ce que ce moyen d'investigation avait fait voir à Lewenhoeck, ce modeste polisseur de lentilles de Deft, qui, par une application soutenue, par une observation patiente, était arrivé, avec son microscope simple dont la portée ne dépassait pas 150 diamètres, à voir les globules du sang, les infusoires, les animalcules spermatiques, et qui avait ainsi rendu plus de services à la Science que tous les idéologues et les théoriciens de son temps.

Toutefois le microscope simple ne suffisait plus. La structure intime des tissus réclame des grossissements beaucoup plus considérables, et c'est de nos jours seulement que les opticiens ont pu nous fournir des instruments assez puissants pour plonger plus avant dans le monde des infiniment petits. C'est en France que ce progrès s'est accompli. Euler avait, il est vrai, dès 1769, indiqué et tracé les règles de la construction des microscopes composés. En 1816, Frauenhofer (de Munich) avait essayé d'en fabriquer; mais ses instruments ne donnaient que des images confuses, irisées sur les bords et ne valaient pas une bonne loupe. En 1824, Selligues fit construire, par l'opticien Chevalier, le premier microscope achromatique à quatre lentilles superposées, permettant d'augmenter considérablement le pouvoir amplifiant des images sans altérer leur netteté. Les études sérieuses en Histologie datent de ce moment. Elles commencèrent en Allemagne où John Müller, le Cuvier allemand, y préluda par son Mémoire sur la structure intime des glandes [1], puis vinrent les travaux de Purkinje, sur le tissu osseux [2], celui de Meckaüer, sur le cartilage, et l'*Anatomie microscopique* de Berres qui parut à Vienne en 1830 [3]. Les recherches d'Emmert, d'Ehrenberg, d'Henle, virent le jour peu de temps après.

En France, ce genre d'études fut beaucoup plus longtemps à s'acclimater. Nous n'avons pas la patience des

[1] John Müller, *De glandarum secernentium textura penitiori earumque prima formatione*; Lipsia, 1830, in-folio.

[2] Purkinje et Deutsch, *De penitiori ossium structura*; Breslau, 1834.

[3] Berres, *Anatomie der mikroskopischen gebilde des menschlichen Körpers*; Wien, 1836, in-folio.

Allemands; nous n'aimons pas les recherches sans but, surtout lorsqu'elles sont minutieuses et fatigantes et, pour nous encourager, il nous faut le stimulant de quelque brillante doctrine. La *théorie cellulaire* vint nous l'apporter. Elle n'est fille ni de Schwann, ni de Schleiden, comme Broca l'a prouvé (1); elle n'est née ni en 1837, ni en 1838; elle est plus vieille de douze ans; elle est française et elle appartient à Raspail, qui l'a formulée de la façon la plus claire et la plus saisissante dans une série de travaux, dont le premier remonte au mois d'octobre 1825 et dont le dernier parut en 1827 (2). C'est dans celui-là qu'il résume sa pensée sous cette forme pittoresque qui lui était familière : « Le temps n'est pas éloigné où, sans être taxé d'orgueil et de témérité, l'on pourra porter ce défi purement scientifique : Donnez-moi une vésicule au sein de laquelle puissent s'élaborer d'autres vésicules, et je vous rendrai le monde organisé. »

Je n'ai pas à faire ici l'histoire du microscope, je n'insisterai pas sur les services qu'il a rendus à la Physiologie et surtout à l'Embryologie; je voulais seulement montrer comment les polisseurs de lentilles venaient pour la seconde fois de permettre à la Physiologie de franchir un pas énorme. Leurs successeurs en ont rendu possible un plus grand.

Le microscope de Selligues, perfectionné par Amici, par Goring, par Oberhauser, permettait d'obtenir des grossissements de quatre à cinq cents diamètres avec une netteté suffisante; mais on ne pouvait guère aller au delà. A cette époque, du reste, on déclarait qu'il était inutile de dépasser la limite de 500 diamètres, parce

(1) P. Broca, *Traité des tumeurs*, t. II, p. 29; Paris, 1866.

(2) Raspail, *Recherches physiologiques sur les graisses et le tissu adipeux* (*Répertoire d'Anatomie et de Physiologie de Breschett*, t. III, p. 174; Paris, 1827).

qu'il n'existait pas de corps figurés, ni d'éléments anatomiques plus petits que ceux qu'on distingue à ce grossissement. Or, il y a tout un monde d'êtres vivants qu'on n'aperçoit même pas avec ces instruments. Il a fallu pour y pénétrer que les opticiens fissent mieux encore.

Aujourd'hui, avec un bon microscope, pourvu d'un condensateur Abbé à grand angle d'ouverture et de lentilles à immersion homogène, on arrive aisément aux grossissements de 1200 à 1500 diamètres, qui sont nécessaires pour l'étude des microbes ; on en voit même figurés dans le grand Ouvrage sur les bactéries de Cornil et Babès, qui ont été dessinés à un grossissement de 2800 diamètres ; mais je reviendrai plus loin sur cette phase nouvelle de l'évolution scientifique contemporaine et, pour le moment, il faut revenir sur mes pas.

Le moment était venu où les Sciences exactes allaient donner la mesure des services qu'elles pouvaient rendre à la Science de l'homme. Elles l'avaient égarée à leurs débuts. La Chimie, à son aurore, avait fait naître, comme nous l'avons vu, les étranges systèmes de Sylvius et de Van Helmont ; les immortelles découvertes de Lavoisier avaient produit l'incroyable nosographie de Baumès et enfin le microscope avait, lui aussi, donné naissance à des illusions. La découverte des globules du sang avait eu pour premier résultat la célèbre théorie de l'*erreur de lieu* qui rappelle le grand nom de Boerhaave. Ces puissants moyens d'investigation allaient enfin, en s'unissant, en s'aidant les uns les autres, donner à la Médecine une base solide et permettre à la Physiologie expérimentale, qui n'avait encore fourni que de timides essais, de se constituer comme méthode principale.

C'est Magendie qui l'a fondée. Bien d'autres avaient

fait avant lui des expériences sur les animaux vivants. Harvey, Haller, Bichat, Legallois, y avaient eu recours, mais avec une extrême réserve, pour découvrir ou constater quelque fait important. Magendie, au contraire, fit de la vivisection un moyen habituel d'étude et de démonstration. Il la transporta du laboratoire à l'amphithéâtre et se servit des animaux comme les chimistes se servent des réactifs.

A l'aide de cette méthode, il entreprit de prouver, comme l'avaient essayé les *iatro-mécaniciens*, qu'un seul et même ordre de propriétés suffit à l'explication de tous les phénomènes, aussi bien dans le règne organique que dans l'autre. Il s'efforça d'établir que l'absorption n'est qu'un simple phénomène d'imbibition, que les liquides traversent les parois des vaisseaux sur le vivant, comme sur le cadavre, et qu'une fois entrés dans le torrent circulatoire, ils cheminent avec le sang sous l'impulsion toute-puissante du cœur qui suffit à le mouvoir jusque dans les capillaires. Tout cela n'était pour lui qu'un phénomène d'hydraulique, qu'une machine dans laquelle le cœur représentait la pompe, et les vaisseaux sanguins, les tuyaux. Fodera arrivait, de son côté, à des résultats analogues, et quelques années plus tard, Dutrochet, par la découverte de l'*endosmose*, donnait une interprétation nouvelle aux faits constatés par ses prédécesseurs, et faisait faire un pas considérable à la question [1].

La réaction contre le vitalisme s'accentuait partout du reste; les sociétés savantes s'y associaient franchement et y appelaient les expérimentateurs. L'Académie des Sciences, de 1821 à 1825, mit successivement au

[1] DUTROCHET, *L'agent immédiat du mouvement vital dévoilé dans sa nature et son mode d'action chez les végétaux et chez les animaux*; Paris, 1826, in-8°.

concours la détermination des causes, soit physiques, soit physiologiques, de la chaleur animale, et l'étude des mêmes problèmes appliqués aux phénomènes de la digestion. Les deux Mémoires qui lui furent adressés sur ce dernier sujet, l'un par Leuret et Lassaigne ([1]), l'autre par Tiedmann et Gmelin ([2]), sont les premiers travaux sérieux qui aient été faits sur les phénomènes chimiques de la digestion.

L'étude du sang occupait à son tour les chimistes et les physiologistes. Vogel et Brandt y constataient la présence des gaz, déjà signalée par Mayou au XVIIe siècle, par Humphrey Davy en 1799, mais qui ne devait être mise complètement hors de doute qu'en 1837 par Magnus, lorsqu'il parvint à dégager l'acide carbonique du sang, en le déplaçant par un courant d'hydrogène et à en faire sortir l'oxygène et l'azote, par l'emploi de la machine pneumatique ([3]).

Longtemps auparavant, Prévost et Dumas avaient démontré la présence de l'urée dans le sang après l'extirpation du rein. L'*hémathologie pathologique* avait également pris naissance. Les expériences de Magendie, les travaux de Denis de Commercy, de Lecanu, avaient précédé les belles recherches d'Andral et Gavarret ([4]), qui ont fait époque. Je ne puis pas multiplier ces citations car je n'ai pas à faire l'histoire de la Physiologie moderne,

([1]) Leuret et Lassaigne, *Recherches physiologiques et chimiques pour servir à l'histoire de la digestion*; Paris, 1825.

([2]) Tiedmann et Gmelin, *Recherches expérimentales physiologiques et chimiques sur la digestion*; Paris, 1826-1827.

([3]) Magnus, *Sur les gaz que contient le sang, oxygène, azote, acide carbonique* (*Annales de Chimie et de Physique*, t. LXV, p. 169, 1837).

([4]) Andral et Gavarret, *Recherches sur les modifications de proportion de quelques éléments du sang dans les maladies* (*Annales de Chimie et de Physique*, 2e série, t. LXXV.).

3

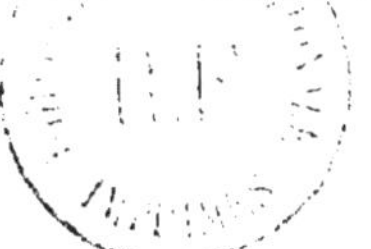

et je dois renoncer à enregistrer dans tous leurs détails les emprunts qu'elle a faits à la Chimie.

Quant à la Physiologie expérimentale, elle n'a pas continué à marcher dans la voie empirique où Magendie l'avait lancée; l'œuvre de ce dernier n'a pas été stérile assurément, mais ses hécatombes du Collège de France, qui ont soulevé contre lui tant d'hostilité, n'ont pas produit tous les fruits qu'il en attendait. Les vivisections ont fourni de plus brillants résultats entre les mains de son successeur, de son illustre élève, de Claude Bernard. Ses travaux ont exercé sur les progrès de la Médecine une influence qui se continue et ils doivent beaucoup aux Sciences exactes. La découverte de la fonction glycogénique du foie, celle de l'action du suc pancréatique sur les matières grasses relèvent immédiatement de la Chimie; c'est à l'aide d'un appareil thermo-électrique qu'il a fait ses recherches si intéressantes sur la chaleur animale et ses travaux sur le système nerveux, comme la découverte des nerfs vaso-moteurs et le rôle qu'ils jouent dans la circulation, ont emprunté le même concours.

Je n'ai parlé jusqu'ici que de la Physiologie parce que c'est la base de toutes les Sciences modernes, qu'aucun progrès sérieux ne peut être réalisé en Thérapeutique s'il n'a passé par là; mais la Pathologie a marché du même pas, dans les mêmes voies, avec les mêmes moyens.

L'étude des maladies des voies digestives, ainsi que leur traitement sont basés sur la connaissance des ferments digestifs et de leur action sur les aliments. Le traitement de la lithiase biliaire, celui de la gravelle, relèvent presque exclusivement de la Chimie ou du moins sont basés sur l'action dissolvante des substances alcalines. Le régime des diabétiques est fondé sur les mêmes principes et je me borne à citer les exemples les plus frappants.

L'art d'observer les maladies et le diagnostic lui-même

ont adopté les méthodes précises des Sciences exactes et ne se contentent plus d'à peu près. Les médecins ont contracté l'habitude de prendre des mesures, d'apprécier les poids par la balance. Ils limitent les organes à l'aide de la percussion, tracent le niveau des épanchements de liquide, et ne s'en tiennent plus aux données vagues qu'ils acceptaient autrefois. Au lieu de disserter sur les innombrables variétés que le pouls peut présenter dans les maladies, ils comptent ses pulsations avec la montre à secondes, en calculent la force et en dessinent le rythme à l'aide du sphygmographe. Au lieu de faire des théories sur la fièvre, on en détermine le degré à l'aide du thermomètre et l'on représente ses variations à l'aide des courbes graphiques. Celles-ci permettent de saisir d'un coup d'œil l'évolution des maladies avec une précision telle que leur simple inspection suffit pour établir un diagnostic. Il n'est pas de médecin qui, du premier coup d'œil jeté sur ces tracés, ne reconnaisse une fièvre typhoïde, une scarlatine, une pneumonie, etc. Avec la courbe de la température et celle du pouls, on a sous les yeux l'expression fidèle du cas particulier et comme le résumé de l'observation clinique.

L'électricité est également intervenue pour éclairer l'étude d'une classe importante de maladies. Toutes les affections du système nerveux en sont tributaires, au point de vue du diagnostic comme sous celui du traitement. Entre les mains de Duchenne, de Boulogne, elle a débrouillé le chaos des paralysies et l'*électrisation localisée* permet d'en reconnaître la nature ainsi que les limites et même d'en déterminer le degré de curabilité.

La lumière électrique a fourni d'ingénieux instruments pour l'exploration des cavités et les appareils à induction ont été également l'objet d'intéressantes applications au diagnostic chirurgical.

L'Optique nous a rendu des services tout aussi importants. Helmholtz, en montrant le moyen si simple d'éclairer le fond de l'œil, a permis de reconnaître les maladies du corps vitré, de la choroïde, de la rétine, confondues jusqu'alors sous la dénomination banale d'*amaurose*. L'ophthalmoscope a débrouillé ce chaos. Il a permis de guérir quelques malades de plus et surtout d'en soustraire un grand nombre à des traitements inutiles.

Le laryngoscope a rendu les mêmes services au diagnostic et à la thérapeutique des maladies du larynx.

La Chimie est devenue indispensable à la clinique, pour le diagnostic d'une foule de maladies et en particulier de celles des voies urinaires.

Enfin, elle a transformé la matière médicale. La découverte de l'iode, du brome, des alcaloïdes végétaux, lui a fourni des agents d'une activité incomparable, et la Pharmacie s'est modernisée à son tour. Elle a rejeté les neuf dixièmes de son vieil arsenal; elle a rompu avec les simples, les drogues, les remèdes composés, pour ne conserver dans ses officines déblayées que des médicaments d'une efficacité expérimentalement démontrée. Elle s'est appliquée à en augmenter le nombre, et chaque jour nous voyons apparaître des remèdes nouveaux dont l'énergie nous épouvante parfois, mais qui deviendront de précieuses ressources, lorsque leurs effets seront mieux connus et leurs indications mieux étudiées.

III

Je me suis proposé, dans cette conférence, d'étudier l'influence que les Sciences exactes ont exercée sur les progrès de l'art de guérir et sur celui de conserver la santé; je n'ai encore rempli que la première moitié de mon programme, il est temps d'aborder la seconde.

Pour préserver la santé des individus, comme celle des populations, pour prévenir les maladies, il faut d'abord en connaître les causes. Or, cette notion est la plus difficile à acquérir dans toutes les Sciences et, dans celle qui a l'homme pour objet, elle ne peut être que le produit d'une Science très avancée. Pendant longtemps, on a dû se contenter en Médecine d'invoquer les causes banales : le froid et le chaud, le sec et l'humide, l'inaction ou l'activité exagérée, les privations ou les excès. On savait cependant que tout un groupe nosologique, et le plus important au point de vue de ses conséquences, échappait à cette étiologie banale, que les grandes maladies populaires, que les épidémies qui déciment les nations sont causées par des altérations spéciales de l'atmosphère, par la présence dans l'air d'un élément infectieux; mais cet élément toxique, on en ignorait complètement la nature. On lui avait donné le nom de miasme et, sans l'affirmer, on était disposé à penser qu'il s'agissait de quelque principe analogue aux gaz dont la découverte était encore récente.

La Chimie avait même au début égaré la Pathogénie. Les procédés les plus précis d'analyse de l'air avaient pour effet de détruire cet élément qu'il aurait fallu découvrir. C'est ce qui arrive lorsqu'on le fait passer successivement à travers la potasse, l'acide sulfurique et le tube rempli de cuivre chauffé au rouge, comme dans le procédé de Dumas et de Boussingault [1]. Aussi avait-on coutume de dire alors que l'air, pris dans les salles des cholériques ou recueilli dans les marais de la Sologne, avait une composition identique à celui qu'on respire

(1) *Annales de Physique et de Chimie*, novembre 1841, p. 261.

sur le mont Blanc. Dans les deux cas, en effet, on trouvait 20,90 pour 100 d'oxygène, 79,10 d'azote et une proportion variable, mais très petite, d'acide carbonique.

Plus tard, on reconnut qu'indépendamment de ces principes gazeux, existant partout en proportions égales, l'air renfermait encore, dans certains cas, de la matière organique. Boussingault en démontra la présence dans l'air des immenses marécages de l'Amérique; mais alors, et c'était encore l'opinion qui avait cours il y a vingt-cinq ans, on n'y voyait que des particules animales ou végétales en décomposition, que la vapeur d'eau soulevait et qu'entraînaient les courants atmosphériques. On s'expliquait les altérations qu'elles produisent dans l'économie, par l'état de putréfaction qu'on leur attribuait. Personne n'eût osé soutenir alors que ces molécules presque invisibles renfermaient des êtres vivants. On eût traité de visionnaire celui qui aurait avancé qu'il s'agite, au sein de ce détritus, la vie la plus intense et la plus formidable, que tout un monde d'êtres invisibles y accomplit sourdement l'un des actes les plus indispensables à l'existence du monde organique. C'est pourtant la vérité, et cette découverte dont il ne nous est pas encore donné de mesurer toute la portée, est l'œuvre d'un de nos contemporains, d'un de nos compatriotes, est l'œuvre d'un des nôtres.

Je n'ai parlé jusqu'ici que des morts, parce que rien n'est plus délicat que de faire l'éloge des autres; mais il est des hommes qui, par l'éclat de leurs services, ont le privilège d'entrer vivants encore dans la postérité, et pour ceux-là, il n'est pas permis, par un excès de rigorisme, d'hésiter à dire ce qu'on en pense, lorsqu'on ne fait que répéter ce que pense le monde entier.

Je ne songe pas à faire ici l'historique des découvertes de M. Pasteur. Il faudrait pour cela plus d'heures qu'il ne me reste de minutes, et ce serait sortir de mon sujet. De cette œuvre si vaste, je ne détacherai qu'une parcelle; je vais me borner à montrer les progrès qu'elle a fait faire à l'Hygiène et à la Médecine.

Tout le monde sait ici comment notre illustre compatriote fut conduit, par une observation de Mitscherlich, à étudier les lois de la *dissymétrie moléculaire*, comment il y trouva la ligne de démarcation qui sépare la Chimie de la nature morte de la Chimie de la nature vivante et comment cette constatation le jeta sur le terrain des fermentations.

La théorie de Liébig régnait alors dans les écoles. On admettait que la décomposition de la matière organique s'accomplit sous l'influence de l'oxygène de l'air aussitôt que la vie a cessé de l'animer, que les ferments exercent sur elle une simple action de contact et provoquent sa fermentation sans lui rien prendre et sans lui rien céder. Berzélius avait inventé, pour expliquer ce prodige, une force nouvelle, la *force catalytique*, et, à cette époque où l'on se payait volontiers de mots, celui-là avait fait fortune; mais M. Pasteur n'était pas homme à se contenter de cette explication ontologique.

Lavoisier avait, en 1788, démontré que la fermentation du sucre consiste en un véritable dédoublement qui donne naissance à deux produits nouveaux, l'acide carbonique et l'alcool; mais, par une légère erreur d'analyse, il avait avancé que ces deux éléments représentent la totalité du sucre qui les fournit. La doctrine de la *catalyse* était née de cette erreur.

M. Pasteur avait reconnu que, dans la fermentation, la levure augmente de poids et de volume dans des proportions considérables. Il en conclut logiquement qu'elle devait emprunter les éléments de cet accroissement à la substance sur laquelle elle agit, et il commença à douter de l'exactitude de l'équation de Lavoisier. Reprenant alors les analyses de celui-ci, avec l'aide des procédés plus exacts dont la Science s'est enrichie depuis un siècle, il reconnut qu'un vingtième environ de la matière sucrée échappe au dédoublement, et que ce déchet sert à la nourriture du ferment.

Il restait à démontrer que ce ferment était un assemblage d'êtres organisés et vivants. Cagniard-Latour l'avait dit un demi-siècle auparavant: mais c'est à M. Pasteur que revient la gloire d'avoir démontré que le fait observé par Latour, pour la levure de bière, n'est que le cas particulier d'une loi générale applicable à toutes les fermentations.

Je ne le suivrai pas dans les luttes qu'il a soutenues pour établir d'une façon définitive que la vie ne s'engendre plus spontanément à la surface de notre planète, que partout où il apparaît un être vivant, il a été produit par un être semblable à lui et que la génération spontanée est une superstition du passé dont la Science n'a plus que faire; mais la démonstration dans l'air atmosphérique, de ces légions innombrables d'êtres microscopiques qui le font aussi peuplé que la mer, était indispensable aux découvertes pratiques que je vais bientôt indiquer, et il fallait tout d'abord étudier les lois nouvelles du monde presque imperceptible qu'il venait de découvrir. C'est ce qu'il a fait avec une richesse de preuves et une habileté expérimentale que personne n'a encore égalées.

Grâce à lui, nous savons que, partout où la matière se décompose, cette œuvre est accomplie par les infiniment petits, qu'ils sont les principaux agents voyers du globe et qu'ils font disparaître plus rapidement que les vertébrés nécrophages les cadavres de tout ce qui a vécu. Ce sont eux qui restituent au monde inorganique les éléments que les êtres vivants lui ont momentanément empruntés. Ils protègent ainsi les vivants contre les morts et rendent les naissances possibles. C'est grâce à ces êtres infimes que l'eau et l'air regagnent incessamment ce que le monde vivant leur enlève sans cesse, qu'ils gardent leur composition et leur vertu fécondante et que des générations nouvelles peuvent se succéder sans fin, héritant non seulement de la forme, mais de la matière des générations précédentes (¹).

On comprend ce que ces idées nouvelles, ce que ces puissants aperçus, basés sur des expériences rigoureuses, ont projeté de lumière sur les points les plus ténébreux de la Science de la vie; mais ils nous intéressent plus vivement encore par les découvertes auxquelles elles ont conduit leur auteur et par les résultats pratiques qu'il a su en tirer.

IV

Du moment où il était démontré que toutes les transformations de la matière morte sont le résultat du travail des *micro-organismes*, il était naturel de se demander s'ils ne jouent pas également un rôle dans le corps vivant; si ces germes qui pullulent dans l'atmosphère, qui s'introduisent dans le tube digestif avec les aliments et les boissons, dans les poumons avec l'air de la respiration, n'y portent pas parfois la maladie et la mort.

Cette intuition était d'autant plus naturelle que de tout temps on a été frappé de l'analogie qui existe entre certaines *pyrexies* et les fermentations. Même tumulte organique, même dégagement de chaleur, mêmes mutations de la matière. Le langage populaire, d'accord avec celui de la vieille Médecine, avait consacré cette assimi-

(¹) L. Duclaux, *Le microbe et la maladie*, p. 14; Paris, 1886.

lation par les mots de *levains*, de *ferments morbides* et la dénomination toute moderne de *maladies zymotiques* lui avait donné la consécration scientifique; mais, pour la légitimer, il fallait découvrir, dans les liquides de l'homme et des animaux, les agents animés de ces redoutables maladies.

On les avait soupçonnés de tout temps et, au XVIIe siècle, un jésuite allemand, Athanase Kircher, avait exprimé la pensée que les fermentations sont dues aux animalcules qu'on trouve dans les matières en voie d'altération et que les maladies épidémiques sont également l'œuvre de ces petits êtres. Cette idée à laquelle la découverte des infusoires vint bientôt donner un grand degré de vraisemblance, fut reprise par Raspail en 1843 et formulée en termes précis, mais sans être appuyée sur aucune preuve, sur aucune observation, sur aucune expérience. Cette vue de l'esprit heurtait tellement les idées généralement admises à cette époque par les physiologistes, qu'elle ne fut accueillie que par des sarcasmes et ne fit pas un prosélyte. Il était réservé à M. Pasteur de la tirer de l'oubli et de la faire passer à l'état de vérité expérimentalement démontrée. Toutefois, c'est à Davaine qu'est échue la bonne fortune d'apercevoir le premier microbe pathogène, la *bactéridie charbonneuse* et d'en comprendre la signification. Cette découverte fécondée par les travaux de M. Pasteur a été le point de départ du mouvement scientifique qui a transformé la Pathologie, celle du vibrion sceptique, celle des microbes de la pébrine et de la flacherie, de celui du choléra des poules, sont bientôt venues grossir le nombre de ces organismes élémentaires dont le développement fait périr les animaux supérieurs, dans le corps desquels il s'effectue.

Lorsque les découvertes du savant français furent connues dans le monde scientifique, elles suscitèren une foule de recherches du même genre et le groupe des microbes pathogènes s'enrichit bientôt de nouvelles espèces. Les bacilles de la tuberculose, de la fièvre typhoïde, du choléra, les spirilles de la fièvre récurrente, les microbes de la malaria, de la lèpre, de l'actinomycose, du rhinosclérome, ceux de la suppuration etc., etc., vinrent successivement y prendre place et chaque jour amène, dans ce champ d'étude, quelque découverte nouvelle.

M. Pasteur ne s'est pas borné à la recherche de ces organismes, il a formulé les lois de leur développement; il a décrit leur évolution dans l'organisme, et les désordres qui correspondent à chacune de ses phases. Il a enfin montré l'art de les cultiver à l'état de pureté dans des milieux particuliers et d'en obtenir ainsi autant de générations successives qu'on le désire. Cette méthode des cultures, qui est son œuvre, a puissamment contribué aux progrès de la Microbiologie, en permettant d'étudier ces petits êtres dans toutes les périodes de leur évolution, dans toutes les conditions de leur existence et de montrer combien ces dernières diffèrent de celles des organismes supérieurs.

On croyait naguère encore que l'oxygène libre est indispensable à la vie, que tous les êtres vivants succombent lorsqu'ils en sont privés. M. Pasteur a prouvé que c'était encore là une généralisation trop absolue, et que, dans le monde des infiniment petits dont il a fait son domaine, il en est qui se passent parfaitement d'oxygène libre et pour lesquels ce gaz est même un poison. Il montra que ces êtres vivent pour la plupart sous deux états différents : à l'état parfait et à l'état de spore, et que, sous cette dernière forme, ils opposent aux causes de destruction une résistance considérable. Cette vie latente peut persister pendant des années, tandis que le microbe à l'état parfait a l'existence courte et fragile. La résistance des spores explique une foule de phénomènes relatifs aux épidémies et qui étaient restés jusqu'alors un mystère.

On comprend comment ces germes, mêlés aux poussières, aux aliments, pénètrent dans l'organisme par les voies digestives et par les voies respiratoires, comment ils se développent et pullulent dans les milieux de culture qu'ils y rencontrent, avec la promptitude et l'incommensurable fécondité qui leur est propre.

L'incubation des maladies infectieuses, leur évolution régulière, leur durée fixe s'expliquent ainsi sans effort; la constance des phénomènes par lesquels elles se traduisent à l'extérieur et leur terminaison par la destruction ou le rejet au dehors du microbe qui les ont causées, semblent les choses les plus simples et les plus naturelles. Le transport des maladies à distance par les objets et par les personnes, le réveil des épidémies après de longs silences ne sont plus un mystère. Tout est complet dans cette doctrine et simple comme la vérité. Ne reposât-elle que sur une hypothèse, qu'il faudrait l'admettre encore comme la seule plausible. Il serait logique d'imiter à son égard la conduite des physiciens. Lorsqu'il s'agit d'expliquer la nature des forces qui régissent la matière, ils créent une hypothèse et ne lui demandent qu'une chose, c'est de se concilier avec tous les faits observés. Or, la doctrine du *contagium vivum* est la seule qui remplisse cette condition.

V

La méthode des cultures devait, entre les mains de M. Pasteur, produire des résultats encore plus inattendus. En poursuivant l'étude des microbes, à travers les séries de générations qu'il faisait naître à volonté, il s'aperçut que la virulence de ces petits êtres n'est pas immuable, qu'elle est à son apogée au moment où le liquide de culture se peuple, qu'elle décroît ensuite et fait place à une vie latente de plus en plus atténuée, et dont le terme naturel est la mort ou la transformation en spores. La virulence des microbes va donc s'affaiblissant d'elle-même avec le temps. Mais cette atténuation peut s'obtenir artificiellement, soit par la chaleur, soit par l'exposition à la lumière solaire, soit à l'aide des antiseptiques.

Ces faits, déjà très intéressants par eux-mêmes, devaient conduire à des conséquences pratiques de la plus haute importance. On sait que la plupart des maladies infectieuses ne se contractent qu'une fois, et qu'une première atteinte préserve d'une seconde. Il s'agissait de savoir si les maladies provoquées par les virus atténués conféreraient l'immunité au même titre, et préserveraient les sujets pour l'avenir, comme le vaccin préserve de la variole; si la découverte de Jenner, en un mot, au lieu d'être un fait isolé, n'était qu'un cas particulier d'une loi générale, applicable à tous les virus.

M. Pasteur expérimenta d'abord sur le choléra des poules et reconnut, d'une part, qu'il dépendait de lui de leur inoculer la maladie à tous les degrés de gravité, en se servant de cultures de plus en plus anciennes, et que de l'autre cette maladie artificielle, quel que fût son degré, les rendait réfractaires à une nouvelle invasion.

Les mêmes faits se vérifièrent à propos du charbon, et M. Pasteur annonça qu'il était en mesure de mettre les troupeaux à l'abri de cette horrible maladie. Lorsqu'il fit cette déclaration à l'Académie des Sciences, le 28 février 1881, elle y fut accueillie par des applaudissements enthousiastes; cependant, de tels résultats semblaient si merveilleux, M. Pasteur jouait avec ses microbes d'une façon si prestigieuse, que beaucoup de ses collègues restaient dans le doute. Ils ne furent complètement convaincus que lors de l'expérience publique et décisive qu'il fit aux environs de Melun, le 5 mars 1881, devant la Société d'Agriculture de cette ville. Elle réussit avec la même précision que ses expériences de laboratoire. Depuis cette époque, la vaccination anti-charbonneuse a sauvé les têtes de bétail par centaines de mille, et les économies que l'Agriculture a réalisées de son fait se chiffrent par des milliards.

Indépendamment du charbon et du choléra des poules, l'inoculation préventive est de pratique courante en Médecine vétérinaire pour la péripneumonie contagieuse des bêtes à cornes, la clavelée du mouton, la fièvre aphtheuse des ruminants, la gourme du cheval et le rouget du porc. La Médecine humaine n'a pas tiré le même profit de cette belle découverte. Jusqu'ici la rage est la seule maladie dans laquelle elle ait réussi. J'en parlerai plus tard.

Je viens de dire avec quelle précision M. Pasteur était parvenu à graduer l'atténuation de ses virus; il était intéressant pour lui de rechercher s'il lui serait possible de leur faire remonter l'échelle dont il leur avait si docilement fait descendre tous les degrés. Voici comment il y est parvenu :

Il avait reconnu, dans ses expériences sans nombre, que tous les animaux n'ont pas la même aptitude pour les virus, que ceux-ci s'affaiblissent en passant d'une race douée d'une grande affinité dans le corps d'animaux appartenant à une race plus réfractaire et que, dans une même espèce, les individus sont d'autant plus impressionnables qu'ils sont plus petits et plus jeunes. En partant de ces données, il devait lui être facile, en remontant la série, de rendre aux virus les plus affaiblis toute leur énergie primitive.

L'expérience a confirmé ces espérances. Un virus charbonneux assez atténué pour pouvoir être supporté par un cobaye adulte, est inoculé à un de ces animaux, au moment où il vient de naître, et le tue. Le sang de celui-ci, inoculé à des cobayes de plus en plus âgés, les fait périr par son activité graduellement accrue. On peut alors passer du cobaye au mouton, de celui-ci au bœuf et les tuer aussi sûrement que si on leur avait inoculé le sang d'un animal charbonneux de leur espèce.

On peut arriver par des moyens analogues à revivifier le virus du choléra des poules. Ces faits projettent une vive lumière sur l'évolution des épidémies. Il est probable que leur retour, leur extinction, leurs caprices apparents tiennent à des modifications dans la virulence des organismes microscopiques qui en sont la cause probable. Il est permis de penser que la misère, les malheurs publics, les maladies antérieures, affaiblissent les populations à un degré qui les rend plus vulnérables ; que les virus, dans ce milieu favorable, reprennent toute leur énergie et arrivent alors à développer le summum de leur action.

VI

Il me reste maintenant à exposer les résultats pratiques de la doctrine dont je viens de donner un aperçu bien insuffisant. Elle a opéré une véritable révolution en Médecine et il faut être aveuglé par l'esprit de parti pour ne pas le reconnaître. Elle a porté la lumière sur toutes les grandes questions de Pathologie générale et éclairé l'étiologie d'un jour tout nouveau. En nous faisant toucher du doigt les causes matérielles des maladies infectieuses, en nous révélant leur mode d'action, elle nous a enseigné les moyens d'en préserver l'organisme, soit en les écartant de lui, soit en les détruisant. Sous l'impulsion de ces découvertes, l'hygiène a pris un essor inconnu jusqu'ici, et la prophylaxie des fléaux exotiques a changé de face. La police sanitaire en a reçu le contre-coup. Elle subira dans l'avenir des réformes plus importantes encore. Le vieil arsenal des lazarets, des quarantaines et des cordons sanitaires est destiné à céder un jour la place à un système de prophylaxie internationale dans lequel la désinfection des navires et l'assainissement des localités remplaceront la séquestration et l'isolement; mais cela ne sera possible que quand l'hygiène de nos grandes villes aura fait des progrès, et lorsque les nations se seront concertées pour prendre, d'un commun accord, les précautions rigoureuses qu'exige la liberté des communications en temps d'épidémie.

Le même progrès s'est fait remarquer dans les mesures préventives appliquées aux maladies contagieuses indigènes. Les études bactériologiques nous ont appris l'importance de la propreté, la nécessité d'isoler les malades, de nettoyer, de purifier, par la chaleur et les antiseptiques, leur linge, leurs vêtements, leurs objets de literie et les locaux qu'ils ont habités. En nous montrant que les bacilles de la fièvre typhoïde et du choléra ont habituellement l'eau pour véhicule, elles nous ont montré la nécessité de fournir aux populations des eaux de bonne qualité et exemptes de toute souillure, de veiller à la propreté et au bon entretien des égouts et de la voirie.

Les services rendus à l'Hygiène et à la Médecine par les découvertes bactériologiques sont loin d'égaler ceux qu'elle a rendus à la Chirurgie. Cette branche autrefois si redoutable de l'art de guérir a réalisé, dans la seconde moitié de ce siècle si prodigieusement fécond en découvertes scientifiques, deux conquêtes que les esprits les plus enthousiastes n'auraient même pas osé rêver il y a cinquante ans. Elle a supprimé la douleur et annulé le danger dans les opérations ; ce dernier bienfait dépasse de beaucoup le premier. Mieux vaut souffrir que mourir et la méthode antiseptique, conséquence immédiate des doctrines de M. Pasteur, empêche les opérés et les blessés de mourir dans des proportions invraisemblables.

Il y a vingt ans, une mortalité effrayante décimait les blessés dans les hôpitaux. Les complications les plus terribles éclataient parfois à l'occasion des plaies les plus insignifiantes et enlevaient les opérés en quelques jours. Pendant le siège de Paris, le désastre fut à son comble. L'encombrement le plus formidable s'était produit dans les hôpitaux ; les édifices publics, les hôtels, les maisons délaissées par leurs habitants et transformées en ambulances, les tentes, les baraques élevées à la hâte, regorgeaient de malades, et toutes les complications des blessures s'étaient abattues à la fois sur ces réceptacles de la contagion. Les appartements les plus élégants, les plus riches étaient aussi meurtriers que les autres. Lorsqu'on pénétrait dans la cour du Grand-Hôtel, rempli de blessés, on y sentait cette odeur fade et nauséeuse propre aux vieux hôpitaux. Les lésions les plus légères y étaient presque fatalement suivies de mort et ceux qui franchissaient la porte de ces demeures empestées devaient laisser toute espérance sur le seuil.

C'est alors que se fit en France la première application des doctrines microbiennes et qu'elle y eut un plein succès. M. Pasteur, dans les expériences qu'il avait poursuivies pour démontrer la présence des germes dans l'air, avait prouvé qu'il suffit d'une couche de ouate fortement tassée pour les empêcher de pénétrer dans les ballons qui renferment des liquides fermentescibles. M. A. Guérin, s'emparant de ce fait, eut l'idée d'en faire l'application à ses amputés, en enveloppant leurs moignons, aussitôt après l'opération, dans une forte couche de coton aussi serrée que possible. Le succès dépassa ses espérances. Depuis six mois il n'avait sauvé qu'un seul de ses amputés. A partir du moment où il adopta le pansement ouaté, il n'en perdit plus que le tiers. Jamais, de mémoire de chirurgien, on n'avait vu tant d'amputés vivant à la fois dans un hôpital de Paris.

Pendant ce temps, de l'autre côté de la Manche, un chirurgien écossais, animé, comme M. A. Guérin, de la foi scientifique, et, comme lui, convaincu de l'avenir des doctrines modernes, cherchait, dans une autre voie, la solution du même problème. Au lieu d'empêcher les germes toxiques d'arriver jusqu'aux plaies, il s'efforçait de les détruire sur place, à l'aide de l'acide phénique employé sous toutes les formes, appliqué à tout ce qui touche, approche ou entoure l'opéré.

Je n'ai pas à décrire le pansement de Lister. Il n'est personne ici qui ne le connaisse et il a fait le tour du monde. Ce fut le point de départ de la *méthode antiseptique* qui, simplifiée et perfectionnée par l'étude et l'observation, a fait disparaître des salles de blessés les complications meurtrières qui les ravageaient. Elle a donné à la pratique des opérations un degré de sécurité auquel on n'avait jamais osé songer, et aux chirurgiens une audace que leurs devanciers traitent de témérité mais que le succès encourage. Le cadre des maladies accessibles aux instruments a considérablement augmenté. La Médecine opératoire empiète tous les jours sur le terrain de la Médecine. Elle pénètre, sans le moindre souci, dans les cavités splanchniques, dans les grandes articulations et soumet à ses procédés expéditifs une foule de maladies qui ne relevaient autrefois que de la Médecine et auxquelles elle n'opposait que des palliatifs.

L'art des accouchements a bénéficié comme celui des opérations de cette conquête inappréciable. La fièvre puerpérale a disparu des maternités comme des maisons particulières et la fièvre de lait elle-même s'en est allée comme la fièvre traumatique. L'effrayante mortalité qui frappait les femmes en couches dans les hôpitaux n'est plus qu'un souvenir. On en parlera bientôt comme des épidémies du moyen âge. Jadis, à la Maternité de Paris, on perdait en moyenne 10 pour 100 des accouchées, aujourd'hui on n'en perd pas plus d'une sur mille.

La Thérapeutique proprement dite n'a pas retiré d'aussi grands profits de la doctrine parasitaire. Il est plus facile d'empêcher les microbes de pénétrer dans l'organisme que de les y détruire quand ils y sont entrés, et les antiseptiques administrés à l'intérieur n'ont pas fourni jusqu'ici de brillants résultats dans les maladies zymotiques.

L'application la plus brillante de la doctrine de M. Pasteur à la Thérapeutique est celle qu'il en a faite au traitement de la rage après morsure, et encore est-ce de la prophylaxie, puisque l'inoculation a pour but d'empêcher la maladie d'éclater.

Pour cette conquête nouvelle, M. Pasteur s'écarta de la route qu'il avait jusqu'alors suivie. Lorsqu'il s'était agi du choléra des poules et du charbon, il avait commencé par déterminer le microbe, par l'isoler et en obtenir des cultures pures ; puis il en avait atténué la virulence au degré nécessaire pour déterminer une maladie incapable de causer la mort et pourtant suffisante pour conférer l'immunité. Pour la rage il procéda tout autrement. N'étant pas encore parvenu à découvrir le microbe, il prit le parti d'injecter une portion de l'organe dans lequel le virus se cantonne de préférence. L'expérience lui apprit que c'était la moelle épinière. Il constata ensuite que le virus rabique n'a pas besoin, pour agir, de suivre les voies de la circulation et qu'on tue aussi facilement les animaux, en déposant une parcelle de moelle rabique à la surface de leur cerveau, qu'en l'injectant dans une veine.

Devenu maître de communiquer la rage à volonté et avec toute la précision expérimentale, il s'attacha d'abord à en cultiver le virus. Ne pouvant pas recourir, comme pour le charbon, à des bouillons de culture, puisque le microbe était inconnu, il se servit du corps même des animaux. C'est le lapin qui lui servit de réactif. Il reconnut qu'en faisant passer le virus par une série de ces animaux, il pouvait diminuer la durée de l'incubation jusqu'à la réduire à sept jours. Il ne s'agissait plus que d'atténuer le poison. Il y parvint en suspendant des tronçons de moelle rabique dans des flacons dont l'air était maintenu à l'état sec par des fragments de potasse. Il eut alors entre les mains la gamme de virulence qu'il cherchait ; il ne s'agissait plus que de s'assurer du pouvoir préservatif de ces produits gradués.

Il les inocula à des chiens, en commençant par la moelle déjà vieille de quinze jours et en remontant successivement jusqu'à la moelle qui n'était en flacon que depuis la veille.

Le succès répondit comme toujours à ses espérances. Les chiens supportèrent toutes ces inoculations sans devenir enragés et purent plus tard résister à l'inoculation des virus les plus actifs. Lorsqu'il se fut écoulé un temps suffisant pour dépasser la durée de l'incubation la plus prolongée de la rage chez le chien, M. Pasteur convoqua une commission scientifique pour s'assurer des faits et lui offrir une collection complète de chiens qu'on pouvait impunément inoculer avec le virus le plus violent et faire mordre à belles dents par des animaux enragés sans leur donner la maladie.

Cinq années s'écoulèrent sans que M. Pasteur osât tenter l'expérience suprême, en vue de laquelle il avait déployé tant d'efforts et de talent. Un scrupule que tous les médecins comprendront l'avait toujours arrêté; mais il eut la main forcée lorsque, le 6 juillet 1885, on lui amena d'Alsace le petit Joseph Meister, cruellement mordu quarante-huit heures auparavant et qu'on le mit en demeure d'appliquer sa découverte : il n'y avait plus à reculer; mais M. Pasteur ne voulut pas prendre sur lui cette effrayante responsabilité. Il alla consulter deux médecins, Vulpian et M. Grancher, son disciple et son ami. En présence de la gravité des morsures, tous deux furent d'avis qu'il y avait lieu d'essayer sur cet enfant, presque condamné, la méthode qui, depuis tant d'années, réussissait constamment sur les chiens.

M. Grancher se chargea de la petite opération. Les inoculations furent faites dans l'ordre et suivant le système suivi pour les animaux; quinze jours après, Joseph Meister retournait en Alsace. Voilà bientôt cinq ans que cela s'est passé et sa santé ne s'est pas démentie.

Ce fut alors le tour d'un petit berger du Jura, qui avait été, lui aussi, cruellement mordu, en accomplissant un acte d'héroïsme que la sculpture a reproduit. Jupille, dont la statue orne aujourd'hui la cour de l'Institut Pasteur, est retourné dans son pays, après avoir eu son heure de célébrité, et il continue à y être indemne de tout accident.

C'est alors que survint le premier insuccès; mais il n'ébranla pas la confiance, et il fut bientôt largement compensé par le splendide résultat obtenu sur les dix-neuf paysans venus de Smolensk, après avoir été littéralement déchirés par un loup enragé. Il en serait mort, suivant toute probabilité, seize ou dix-sept s'ils avaient été abandonnés à eux-mêmes; M. Pasteur n'en perdit que trois. Leur arrivée en Russie fit sensation, tant on s'attendait peu à les voir revenir en si grand nombre. Ce triomphe fixa définitivement l'opinion médicale, et des Instituts analogues commencèrent à se former à l'étranger. Depuis cette époque, il s'en est fondé plus de vingt, et les savants de tous les pays, après avoir été quelque temps incrédules, ont apporté leur adhésion à la doctrine.

Aujourd'hui, les personnes qu'elle a sauvées se comptent par milliers, et la méthode est jugée par ses résultats. Le 14 novembre 1888, jour où l'Institut Pasteur a été inauguré en présence des savants les plus illustres de la France et de l'étranger, 9257 inoculations antirabiques avaient été déjà pratiquées, et la mortalité, qui s'élevait auparavant à 15,90 pour 100, en moyenne, dépasse à peine 1 pour 100 aujourd'hui [1].

Cet éclatant succès est de nature à faire concevoir de grandes espérances pour l'avenir. Il est permis de penser qu'on pourra découvrir un jour les agents qui produisent les grandes maladies contagieuses, et qu'on trouvera le moyen d'en atténuer la virulence et d'en préserver les populations à l'aide d'inoculations préventives. Les essais qu'on a faits dans ce sens n'ont pas réussi jusqu'à ce jour. La fièvre jaune et le choléra se sont montrés réfractaires, et la peste n'a pas encore été soumise à l'épreuve; mais nous entrons à peine dans cette carrière

[1] Elle est de 1,07 en comprenant tous les cas de rage, même ceux qui se déclarent le lendemain de la piqûre; elle n'est plus que de 0,75, lorsqu'on défalque les cas survenus pendant les quinze jours qui suivent le traitement achevé et qui représentent le temps nécessaire pour que le virus ait le temps d'agir.

déjà si fertile en résultats considérables, et tout fait espérer qu'elle nous ménage encore de nouvelles surprises. Mais, sans escompter l'avenir, et en se bornant aux résultats obtenus, on éprouve un sentiment de légitime fierté, lorsqu'on constate les progrès que l'art de guérir et de préserver la santé ont faits dans le cours de notre siècle. Ils se traduisent par une diminution considérable de la mortalité; la durée moyenne de la vie s'est accrue de près d'un tiers, et ce n'est que le commencement, car presque tout reste encore à faire en matière d'Hygiène publique.

Ces résultats évidents, palpables, l'Hygiène a le droit de s'en enorgueillir; mais elle a le devoir d'en reporter en partie le mérite sur les Sciences exactes qui l'ont dirigée dans la voie du progrès et qui lui ont fourni les moyens d'y marcher d'un pas rapide et sûr. C'est là ce que je tenais à montrer dans cette conférence.

FIN.

Paris. — Imp. Gauthier-Villars et fils, 55, quai des Grands-Augustins.

www.ingramcontent.com/pod-product-compliance
Lightning Source LLC
LaVergne TN
LVHW012020160826
845678LV00002B/930
9782329663463